AF369967

RÉPUBLIQUE FRANÇAISE

CONSEIL GÉNÉRAL DE L'OISE

Session d'Avril 1897

ASSISTANCE MÉDICALE GRATUITE

Rapport de M. Émile DUPONT

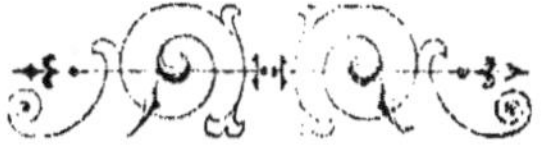

BEAUVAIS

LAMIABLE, IMPRIMEUR, 27, RUE SAINT-PANTALÉON

1897

RÉPUBLIQUE FRANÇAISE

CONSEIL GÉNÉRAL DE L'OISE

Session d'Avril 1897

ASSISTANCE MÉDICALE GRATUITE

Rapport de M. Emile DUPONT

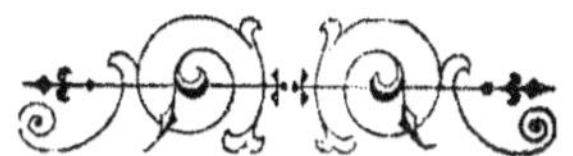

BEAUVAIS

LAMIABLE, IMPRIMEUR, 27, RUE SAINT-PANTALÉON

1897

CONSEIL GÉNÉRAL DE L'OISE

(Session d'Avril 1897)

ASSISTANCE MÉDICALE GRATUITE

Rapport de M. Emile DUPONT

MESSIEURS,

M. le Préfet nous a présenté, pour le Service de l'Assistance médicale gratuite, un rapport supplémentaire fort intéressant où il nous fait connaître ce qui s'est passé en 1896 et les difficutés qui ont surgi avec un certain nombre de médecins. Ces Messieurs, réunis à Creil en décembre 1896 et en février dernier, ont décidé de ne plus participer au service, se refusant d'accepter le règlement que M. le Préfet avait pris conformément à la décision du Conseil général, arrêtée dans sa session d'août, aux termes de laquelle le système de l'abonnement devait être substitué à celui du paiement à la visite.

Plusieurs médecins ont même donné leur démission, se retirant du comité départemental.

M. le Préfet, dans un esprit de conciliation et de modération, que nous ne pouvons qu'approuver, n'a pas voulu, dans son rapport, s'étendre trop sur les procédés de certains praticiens du département, mais le dossier renferme toutes les pièces qui ont permis à votre commission de voir avec quelle vivacité, pour ne pas dire plus, quelques docteurs, dominés par l'esprit de corps, ont conduit cette affaire.

Votre cinquième Commission sait qu'en réalité, un très grand nombre de médecins de l'Oise désirent vivement que les difficultés actuelles aient un terme ; ils croient que le bon renom du corps médical ne peut que perdre à la prolongation de ce conflit et ils espèrent qu'on arrivera à une entente si désirable à la fois pour le Conseil général, l'Administration, le corps médical lui-même et surtout les malheureux qui ne peuvent être victimes de ces difficultés.

D'ailleurs les protestataires de Creil n'étaient que 25 à l'origine et, s'ils ont obtenu par la suite un certain nombre d'adhésions à leur protestation, nous n'ignorons pas les sentiments qui ont guidé les signataires, dont plusieurs regrettent d'avoir été trop influencés par une exagération de solidarité corporative.

Nous pensons qu'en réalité il n'y a là qu'un malentendu, que cette malheureuse question bien expliquée aux intéressés et étudiée de sang-froid disparaîtra des préoccupations de l'Assemblée départementale et que les plus ardents de nos docteurs seront eux-mêmes les premiers à accepter une paix et une transaction honorables pour tout le monde.

Le règlement du 21 novembre 1896, contre lequel s'élèvent aujourd'hui les opposants, donne pour les médecins le tarif suivant :

Il y aura abonnement fixé à 2 francs par tête d'inscrit habitant la ville ou bourg résidence du médecin ou dans un rayon de deux kilomètres.

Au delà de 2 kilomètres, le taux de l'abonnement est majoré de 0 fr. 40 par inscrit et par kilomètre (sans retour), la distance kilométrique étant celle du domicile du médecin le plus rapproché de celui du malade. Ces conditions sont très claires, elles donnent aux médecins un honoraire généralement supérieur à celui qui leur est accordé dans les départements voisins, nous le démontrerons tout à l'heure, et elles ont l'avantage de préciser la dépense qui résultera de l'Assistance médicale. Elles ne devaient être en vigueur qu'à partir du 1er janvier dernier. C'est contre elles que se sont élevés un certain nombre de médecins réunis à Creil.

Il importe d'ajouter que l'abonnement ne visant que les malades inscrits sur les listes d'assistance, les soins donnés par les médecins aux malades admis d'urgence continuent à être rétribués à la visite.

Mais pour l'exercice 1896, l'ancien système a été encore appliqué et dans son rapport, M. le Préfet donne le détail de ces dépenses de l'Assistance publique.

Il constate que, d'après les mémoires réunis, la dépense

pour les médecins s'est élevée à..............	81.539 50
pour les pharmaciens, à....................	43.606 19
pour les sages-femmes, à...................	1.482 45
Total....................	126.623 14

c'est-à-dire à 26,283 fr. 05 de plus que les mémoires présentés pour 1895. C'est une progression énorme et une perspective peu rassurante.

Le Comité départemental de l'Assistance publique, dans sa séance du 26 mars dernier, a réduit comme suit les mémoires présentés, en rectifiant certaines erreurs et en constatant que plusieurs médecins avaient fait preuve d'un zèle excessif en multipliant leurs visites dans des proportions fort exagérées et critiquables :

Médecins................	55.772 20
Pharmaciens.............	42.498 47
Sages-Femmes...........	1.249 »
Total........	99.519 67

Soit déjà par le Comité départemental une première réduction de 27,000 francs, dont 26,000 francs sur les mémoires des médecins, ou 32 °/₀ environ.

Les ressources disponibles n'étant que de 60,405 fr. 52, la réduction proportionnelle devait être considérable et le Comité départemental ayant émis l'avis qu'elle ne devait pas s'appliquer aux sages-femmes, les mémoires des médecins

ont été réduits à...........................	33.437 60
Ceux des pharmaciens à....................	25.718 92
plus ceux des sages-femmes non réduits.......	1.249 »
Total égal aux ressources	60.405 52

Le système de la réduction proportionnelle ayant été accepté, il n'y a plus à revenir sur ses conséquences, tout en faisant remarquer, qu'appliqué aux pharmaciens, il frappe des marchandises livrées et forme un nouveau rabais sur les prix et les tarifs réduits que les pharmaciens avaient déjà consentis.

Quant aux médecins, ils subiraient une réduction d'un peu plus d'un tiers sur le chiffre déterminé par le Comité départemental de l'Assistance. Mais tout cela constitue des faits acquis, puisqu'il s'agit de l'application des règlements antérieurs.

Les difficultés élevées par les médecins ne se rapportent qu'à l'exercice 1897, dans le courant duquel le nouveau règlement sera en vigueur. Nous allons montrer que le nouveau règlement leur sera plus avantageux que le régime ancien.

M. le Préfet, dans son rapport, évalue le total de l'abonnement, y compris l'indemnité kilométrique à 42,131 francs. Ce chiffre a été calculé, sans aucun doute, d'après les éléments d'un tableau qui indique la distance, dans chaque circonscription médicale, du domicile du médecin à celui de l'assisté.

Essayons par un procédé indirect de contrôler l'évaluation faite par M. le Préfet.

148 médecins donnent leur concours à l'Assistance médicale ; le Département ayant une superficie de 5,855 kilomèt. carrés, il en résulte que chaque circonscription médicale a une superficie moyenne de $\frac{5.855}{148} = 38$ kilomètres carrés, soit un cercle de 3 k. 1/2 de rayon. La distance moyenne du domicile du médecin à celui du malade ne sera donc que de 2 k. 100 (soit 2 kilomètres).

Mais sur les 15,271 inscrits, un cinquième à peu près se trouveront dans la localité habitée par le médecin, ou à moins de 2 kilomètres de cette résidence, il ne resterait donc que 12,180 inscrits environ, auxquels serait appliquée l'indemnité kilométrique de 0 fr. 40 $\times$ 2.

Soit, 12,180 à 0 fr. 80...................... 9.744   »
Abonnement pour 15,271 inscrits à 2 francs.. 31.542   »

Total............. 41.286   »

chiffre peu différent de celui donné par M. le Préfet.

— 5 —

En admettant son chiffre de 42,131, ci....... 42.131 »
et en y ajoutant comme le dit le rapport, tant pour
les opérations, le traitement des malades sans
domicile communal ou admis d'urgence........ 7.297 50

Cela ferait un total de....... 49.428 50

C'est-à-dire que les médecins toucheraient avec le système
de l'abonnement, environ 10,000 francs de plus qu'avec le
procédé du paiement à la visite, soumis à la réduction
proportionnelle et à notre avis, ce chiffre devra être encore
augmenté du nombre d'inscrits résultant d'une confection
meilleure et, par conséquent, plus complète des listes
d'assistés. Ils auraient donc tort de se plaindre à l'avance
des résultats du nouveau règlement.

Ce que certains médecins désirent, c'est l'honoraire à la
visite, avec l'indemnité kilométrique et surtout la suppression
de la réduction proportionnelle, qui est en effet arbitraire et
qui a ses inconvénients surtout pour les médecins conscien-
cieux, et ils forment l'immense majorité du corps médical,
nous nous plaisons à le reconnaître. Nous sommes dans la
nécessité de dire que quelques médecins, une très faible
minorité, il faut le déclarer à l'honneur du Corps médical de
notre Département, ont donné parfois des mémoires exa-
gérés. Ainsi dans sa séance de mars 1897, le Comité de
l'Assistance médicale a réduit de plus de 25,000 francs le
montant total des mémoires présentés par les médecins pour
l'exercice 1896.

Que produit alors le système de la réduction proportionnelle ? C'est que les médecins scrupuleux subissent la
réduction comme ceux qui oublient ce qu'ils doivent au
respect de leur honorable profession, et qu'ils sont en réalité
victimes de ce système. Ce procédé est déplorable et nous
comprenons que les médecins le repoussent. Eh bien, le
système de l'abonnement n'admet plus la réduction proportionnelle, et sous ce rapport, les médecins reçoivent
complète satisfaction. Mais cependant, la totalité de leurs
désirs est impossible à réaliser, sans compromettre les
finances du Département dont nous avons la garde, et sans
risquer de paralyser l'application de la loi du 15 juillet 1893

elle-même, qui succomberait sous les abus de la mise en pratique des desiderata exprimés à Creil.

Le dossier que nous a communiqué M. le Préfet renfermait un certain nombre de renseignements demandés par lui dans 22 départements en ce qui touche le service de l'Assistance médicale : nous avons pensé qu'il y aurait utilité à les dépouiller, à les condenser sous forme de tableaux pour permettre au Conseil général de faire des comparaisons intéressantes entre ce qui se passe chez nous et ce qui se produit ailleurs, et surtout pour démontrer aux membres du corps médical de l'Oise qu'ils sont et qu'ils seront traités avec le nouveau règlement, bien plus favorablement que leurs collègues des autres départements.

A cet effet, nous avons fait reproduire un certain nombre d'exemplaires des tableaux statistiques que nous avons dressés, sur lesquels chacun de nos collègues pourra vérifier les faits dont nous allons vous entretenir.

Sur le tableau A, vous verrez, Messieurs, que le nombre des personnes inscrites dans l'Oise sur la liste des assistés, est légèrement inférieur à celui de la moyenne de 23 départements voisins par rapport à la population totale de ces départements : mais que si on ne compte pas le Nord, où la liste des assistés est énorme, la moyenne de l'Oise est à peu près celle des autres départements, soit 3,80. Vous constaterez que le nombre des malades hospitalisés par rapport au chiffre des inscrits se rapproche également de cette moyenne. Il y a des départements comme celui du Nord, où la proportion des inscrits par rapport à la population totale est singulièrement élevée, mais dans ce Département les médecins, qui coûtent plus de 200,000 francs, ont un traitement fixe. Vous remarquerez également, que s'il y a des départements comme ceux des Vosges, du Nord et de la Meuse où le nombre des hospitalisés est très faible, il en est d'autres, comme la Manche, la Moselle et les Ardennes, où le nombre des malades soignés dans les hôpitaux est très considérable, puisque dans le dernier il représente 3 hospitalisés pour 100 inscrits et le septième des malades.

L'examen que vous voudrez bien faire du *tableau B* vous offrira plus d'intérêt encore : vous verrez que sur vingt-deux départements les médecins sont payés à la visite dans neuf ; à la visite et à l'abonnement, selon la volonté des communes, dans quatre, et à l'abonnement seul dans dix, avec cette particularité, que dans la Somme l'abonnement est établi par famille et non par tête ; que dans les Ardennes il est calculé, non par tête d'inscrit, mais à raison de 0 fr. 15 par habitant ; enfin, que dans le Nord l'abonnement des médecins consiste dans un traitement fixe annuel.

En résumé, la loi de 1893 est appliquée de bien des manières différentes et nous devons reconnaître qu'en général, dans presque tous ces départements, le service est moins coûteux que dans le nôtre. C'est une raison de plus pour ne pas nous laisser entraîner plus loin dans une voie que nous considérons comme dangereuse.

Continuons nos observations :

Si nous divisons les frais médicaux par le nombre des inscrits, nous verrons que le quotient dans l'Oise est notablement plus élevé que dans les autres départements où il est de 1 fr. 73 par tête d'inscrit, tandis que celui de l'Oise était de 2 fr. 22 en 1896, en y appliquant même la réduction proportionnelle, et qu'en 1897 il s'élèvera à 2 fr. 80 avec le système de l'abonnement, sans même y comprendre les frais d'opération, etc. Il n'y a que deux départements où ce chiffre est un peu dépassé : l'Yonne, 3 fr. 36, et les Ardennes, 2 fr. 84. Cela tient à ce que le nombre des inscrits est très faible dans ces départements, et c'est tellement vrai que si nous comparons les dépenses médicales à la population totale des départements, nous trouvons :

Pour l'Oise......... $\frac{42.132}{404.000}$ = 0.104 par habitant.

Pour l'Yonne .... $\frac{32.116}{331.000}$ = 0.097 —

Pour les Ardennes... $\frac{11.457}{319.000}$ = 0.036 —

Et, en effet, le chiffre des inscrits est, comme le montre le tableau A, de :

37 par 1,000 habitants dans l'Oise.

28 — dans l'Yonne.

12 — dans les Ardennes.

A. — Tableau statistique et comparatif *donnant la population totale, le nombre des inscrits au service de l'Assistance gratuite, celui des hospitalisés, des soignés à domicile dans le département de l'Oise et dans vingt-deux départements de la région, dressé pour être joint au rapport de la cinquième Commission du Conseil général de l'Oise. (Session d'avril 1897.)*

DÉPARTEMENTS	POPULATION des Départements	INDIGENTS			PROPORTION POUR 100		MALADES à DOMICILE	PROPORTION POUR 100	OBSERVATIONS
		inscrits sur la liste d'assistance médicale.	hospitalisés	pouvant être soignés à domicile.	des inscrits à la population totale.	du nombre des hospitalisés à celui des inscrits.		du nombre des malades à celui des inscrits.	
1. Oise	404.000 b	15.271	215	15.056	3.70 p. 100	1.40 p. 100	5.585	35 p. 100	
2. Aube	251.000	4.705	50	4.655	1.80 —	1.00 —	»	»	
3. Marne	439.000	7.159	73	7.086	1.60 —	1.03 —	1.140	16 —	
4. Meuse	289.000	8.470	20	8.450	2.90 —	0.34 —	1.500	18 —	
5. Somme	540.000	54.929	230	54.699	1.20 —	0.42 —	13.795	25 —	
6. Aisne	539.000	20.000	»	»	3.70 —	»	5.000	25 —	
7. Nord	1.807.000	213.000	698	212.302	11.70 —	0.32 —	87.726	41 —	
8. Loiret	363.000	18.697	315	18.382	5.10 —	1.63 —	3.138	28 —	
9. Sarthe	424.000	31.672	386	31.286	7.40 —	1.21 —	10.607	33 —	
10. Meurthe-et-Moselle	467.000	15.858	530	15.328	3.40 —	3.35 —	3.798	25 —	
11. Côte-d'Or	366.000	10.512	148	10.364	2.80 —	1.41 —	1.335	12 —	
12. Haute-Marne	231.000	6.350	71	6.279	2.80 —	1.12 —	1.524	24 —	
13. Vosges	420.000	23.960	33	23.927	5.70 —	0.13 —	6.380	28 —	
14. Maine-et-Loire	513.000	17.724	145	17.579	3.40 —	0.81 —	3.831	21 —	
15. Yonne	331.000	9.485	»	»	2.80 —	»	3.276	34 —	
16. Eure	339.000	12.853	262	12.591	3.80 —	2.05 —	4.151	32 —	
17. Eure-et-Loir	278.000	10.886	»	»	3.00 —	»	»	»	
18. Seine-et-Marne	358.000	15.978	215	15.763	4.50 —	1.44 —	2.500	15 —	
19. Haute-Saône	272.000	17.142	»	»	0.30 —	»	»	»	
20. Ardennes	319.000	4.020	138	3.882	1.20 —	3.45 —	»	»	
21. Manche	497.000	27.686	»	»	5.60 —	»	3.500	13 —	
22. Cher	347.000	14.464	111	14.350	4.10 —	0.80 —	»	»	
23. Mayenne	340.000	20.811	192	20.613	0 » —	0.03 —	3.279	16 —	
Moyennes des vingt-trois départements					4 » p. 100	1.20 p. 100	»	25 p. 100	
Moyennes, sauf le Nord					3.80 —	1.30 —	»	23 —	

B. — Tableau statistique et comparatif *des frais du service et dans vingt-deux autres départements de la région, dressé de l'Assistance médicale gratuite dans le département de l'Oise pour être joint au rapport de la 5ᵉ Commission du Conseil général de l'Oise.* (Session d'avril 1897.)

DÉPARTEMENTS	INDIGENTS			FRAIS MÉDICAUX		FRAIS PHARMACEUTIQUES		FRAIS D'HOSPITALISATION		OBSERVATIONS AVEC INDICATION DU MODE DE PAIEMENT DES MÉDECINS
	inscrits sur la liste d'assistance médicale	malades hospitalisés	pouvant être soignés à domicile	Totaux	par tête d'inscrit	Totaux	par tête d'inscrit	Totaux	par tête d'hospitalisé	
1. Oise { 1895 / 1896 / 1897 }	15.271	215	15.056	36.667 fr 33.437 42.131	2.43 2.22 (1) 2.80	21.483 fr 25.518 »	1.43 1.69 »	20.789 23.008 »	97 fr » 107 » »	(1) Si les demandes primitives des médecins, 81,530 fr., avaient été maintenues, la dépense par tête d'inscrit se fût élevée à 5.11.
2. Aube	4.705	50	4.655	9.410	2 »	3.004	0.83	3.018	60 »	Abonnement 2 fr. par indigent inscrit, pas de frais de voyage.
3. Marne	7.159	73	7.086	11.521	1.60	4.565	0.63	6.707	93 »	1 fr. par visite ou 0 fr. 50 par kilomètre à l'aller.
4. Meuse	8.479	29	8.450	15.962	1.88	1.999	0.23	1.680	58 »	A l'abonnement.
5. Somme	54.920	230	54.690	62.405	1.14	66.917	1.22	26.255	114 »	Abonnement 3 fr. par famille et 5 fr. pour les communes au-delà de 6 kilomètres.
6. Aisne	20.000	»	40.793	40.793	2.04	19.580	1 »	43.246	»	Abonnement 2 fr. par inscrit pour le médecin, 1 fr. pour le pharmacien.
7. Nord	213.000	698	212.302	207.448	0.97	260.370	1.22	60.531	87 »	Traitement fixe annuel pour les médecins, soit un abonnement invariable annuel.
8. Loiret	18.697	315	18.382	38.338	2.05	29.427	1.57	13.227	42 »	A la visite 1 fr., plus 0 fr. 25 par kilomètre.
9. Sarthe	31.672	386	31.286	31.672	1 »	36.115	1.14	26.949	69 »	Abonnement.
10. Meurthe-et-Moselle.	15.858	530	15.328	21.261	1.34	8.038	0.55	15.886	30 »	Abonnement.
11. Côte-d'Or	10.512	148	10.364	10.900	1.04	9.469	0.90	11.580	79 »	A la visite 1 fr., plus 0 fr. 50 le kilom. le jour, le double la nuit.
12. Haute-Marne	6.350	71	6.279	6.407	1.01	8.779	1.07	7.707	108 »	A la visite.
13. Vosges	23.960	33	23.927	13.103	0.50	15.495	0.61	6.931	200 »	A la visite.
14. Maine-et-Loire....	17.724	145	17.579	21.837	1.23	23.096	1.30	6.444	42 »	A la visite ou à l'abonnement, au choix des communes.
15. Yonne	9.485	»	»	32.116	3.36	19.336	2.03	19.811	»	do do
16. Eure	12.853	262	12.591	34.558	2.70	34.733	2.71	25.127	97 »	A la visite 1 fr. 50, plus indemnité kilométr. de 0 fr. 20 à l'aller.
17. Eure-et-Loir	10.886	»	»	18.658	1.72	14.000	1.29	20.000	»	Partie à la visite et partie à l'abonnement, à la volonté des communes.
18. Seine-et-Marne....	15.978	215	15.763	37.543	2.35	33.668	2.10	15.687	72 »	A la visite.
19. Haute-Saône	17.142	»	»	41.320	2.41	34.794	2 »	5.008	»	A l'abonnement à raison de 0 fr. 15 par habitant de la circonscription médicale.
20. Ardennes	4.020	138	3.882	11.457	2.84	14.005	3.50	21.507	161 »	A la visite
21. Manche	27.686	»	»	37.542	1.36	20.078	0.74	5.272	»	Les communes sont libres de traiter avec les médecins, soit à la visite, soit à l'abonnement.
22. Cher	14.464	114	14.350	22.020	1.60	21.750	1.53	6.562	57 »	A l'abonnement : 1 fr. par personne inscrite, plus 5 fr. par chaque commune et par kil. la séparant du médecin.
23. Mayenne	20.811	192	20.619	16.902	0.82	8.994	0.50	11.400	59 »	A la visite.
Moyennes des vingt-trois départements, sauf l'Oise..					1.73		1.40		81 fr »	

En résumé, les médecins de l'Oise seront avec le nouveau règlement bien mieux traités que tous leurs confrères du dehors. La carte ci-dessous complète les tableaux en indi-

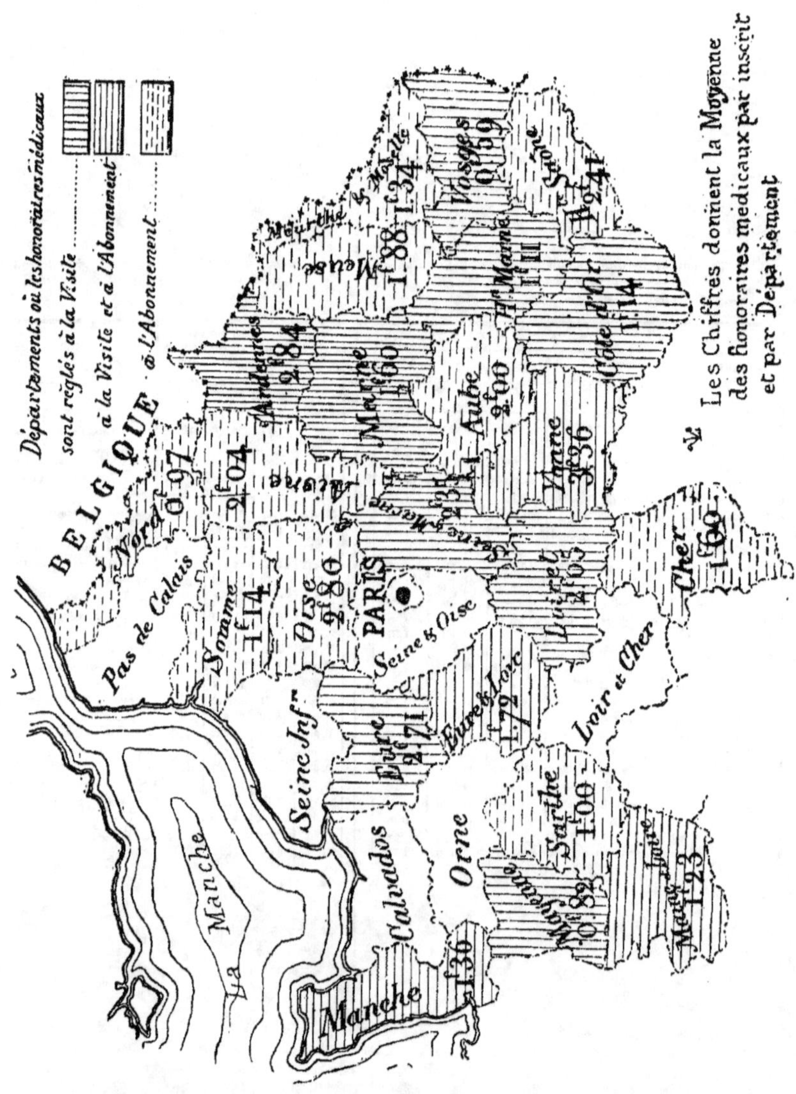

quant les différents modes de rémunération des médecins et la dépense des frais médicaux par tête d'inscrit dans vingt-trois départements. Pour ce qui est des dépenses pharmaceutiques, le tableau B fait voir qu'en 1896, avec la réduction proportionnelle elles s'élèveront chez nous par tête d'inscrit à 1 fr. 69, tandis que la moyenne des vingt et un départements n'est que de 1 fr. 40 et ne se trouve dépassée que dans l'Eure, l'Eure-et-Loir, la Haute-Saône et les Ardennes. Dans le département de l'Aisne, l'Administration est parvenue à traiter avec beaucoup de médecins qui fournissent les médicaments par abonnement moyennant un franc par tête d'inscrit.

Quant aux frais d'hospitalisation, ils s'élèvent dans l'Oise à 107 francs par hospitalisé, chiffre notablement supérieur à la moyenne des vingt et un départements qui n'est que de 81 francs.

Nous terminons ici ces comparaisons ; si elles vous ont intéressés, nous le devons à la complaisance de M. le Préfet et de M. le chef de division Bon qui ont mis à notre disposition une masse de documents et de renseignements de toutes sortes dont nous avons pu tirer profit.

En somme, Messieurs, le nouveau règlement mettra les médecins dans une situation supérieure à celle de leurs collègues d'un grand nombre de départements voisins ; il évitera l'application du procédé de réduction proportionnelle qui peut paraître abusif et blessant et aura surtout l'avantage de déterminer à l'avance les sacrifices du Département.

Votre 5ᵉ Commission est convaincue, Messieurs, que si ces détails étaient communiqués à tous les médecins de l'Oise, ainsi que les tableaux comparatifs que vous avez en mains. ils seraient persuadés bien vite que le Conseil général, comme M. le Préfet, ont ménagé leurs justes susceptibilités ; ils constateraient, nous le pensons, qu'en dégageant les faits de certaines exagérations, le règlement du 21 novembre 1896 peut être accepté par eux, car il donne aux médecins de l'Oise une meilleure situation que celle que tous leurs collègues des départements voisins ont acceptée. Ce n'est pas un esprit mercantile qui a guidé les opposants, nous en sommes bien sûrs. Ne savons-nous pas avec quel désintéressement, avant l'organisation de l'Assistance médicale, les médecins de nos pays soignaient les pauvres ? Ne savons-nous pas que beaucoup d'entre eux, non seulement leur donnaient gratuitement leurs soins, mais que bien souvent au lieu de percevoir le prix de leur visite, dans la chambre du malheureux, ils en glissaient sans bruit le prix sur la tablette de la cheminée pour secourir la misère de la famille.

En en appelant aux bons sentiments, à la réflexion calme des médecins, nous espérons que la paix se fera pour le bien et l'honneur des uns et des autres.

En résumé, Messieurs, et pour conclure, votre 5ᵉ Commission vous propose :

1° De remercier M. le Préfet de l'excellent rapport qu'il a produit et des documents de toutes sortes qu'il nous a fait donner pour faciliter notre travail ;

2° De communiquer au Corps médical de l'Oise le présent rapport et les tableaux comparatifs à l'appui, pour écarter toutes les susceptibilités qui ont surgi parmi plusieurs médecins du département, pour leur faire connaître la vérité et surtout quelles conditions leurs confrères ont acceptées dans la région de la France qui entoure Paris et dans les départements limitrophes de l'Oise :

3° D'approuver M. le Préfet d'avoir donné à quelques communes l'autorisation de traiter à forfait avec les médecins, dans la limite du règlement ;

4° De permettre à l'Administration d'établir des circonscriptions, si cela est indispensable, pour assurer le service de l'Assistance ;

5° D'autoriser M. le Préfet à inscrire au budget rectificatif de 1897, la somme (22,000 fr. environ), représentant la différence entre la dépense qui incombe à l'année 1896 et le montant de l'imposition mise en recouvrement pour le service de l'Assistance médicale : Ce crédit serait destiné à être réparti à titre d'allocation complémentaire entre les médecins et pharmaciens, pour les dédommager de la réduction proportionnelle qui a dû être opérée sur leurs mémoires. L'attention de M. le Préfet est tout particulièrement appelée sur la justice et l'équité qui consisteraient à accorder aux pharmaciens la plus large part de cette allocation ;

6° Et enfin, de demander à M. le Préfet de nous proposer, s'il y a lieu, dans la session d'août, les additions et améliorations dont serait susceptible le règlement actuel.

Le Rapporteur,
EMILE DUPONT

Les conclusions de ce rapport sont adoptées.

Beauvais. — LAMIABLE, imprimeur, 27, rue Saint-Pantaléon.